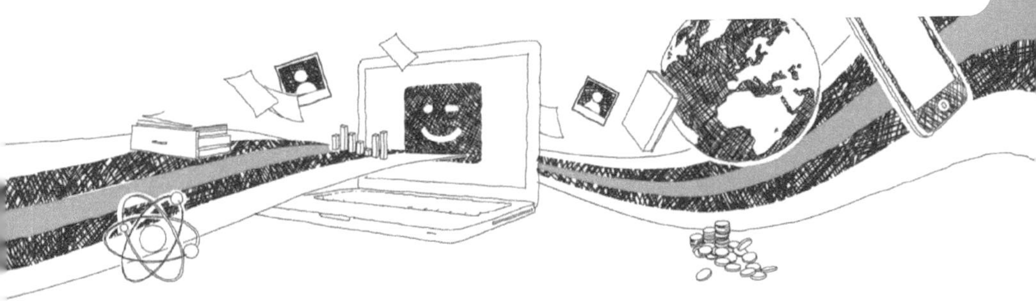

Simon Rohlfs

Demografischer Wandel und Folgen für die Gesellschaft

Annäherung an die neue soziale Gruppe der „jungen Alten" am Beispiel Internet

GRIN Verlag

Bibliografische Information der Deutschen Nationalbibliothek:

Die Deutsche Bibliothek verzeichnet diese Publikation in der Deutschen Nationalbibliografie; detaillierte bibliografische Daten sind im Internet über http://dnb.d-nb.de/ abrufbar.

Impressum:

Druck und Bindung: Books on Demand GmbH, Norderstedt Germany
ISBN: 978-3-640-33520-6

Dieses Buch bei GRIN:

http://www.grin.com/de/e-book/127938/demografischer-wandel-und-folgen-fuer-die-gesellschaft

Universität Bremen
FB 11 Human- und Gesundheitswissenschaften
Bachelor-Studiengang Public Health

Demografischer Wandel und Folgen für die Gesellschaft

Annäherung an die neue soziale Gruppe der „jungen Alten" am Beispiel Internet

Abschlussarbeit zur Erlangung des akademischen Grades

Bachelor of Arts (B.A.)

vorgelegt von

Simon Rohlfs

Einreichung: 08. August 2008

Universität Bremen

Abstrakt (deutsche Version)

Der stetige Anstieg der Lebenserwartung und eine anhaltend niedrige Geburtenzahl haben über Jahrzehnte den Prozess des demografischen Wandels vorangetrieben.

Für die Gesundheitswissenschaften kristallisiert sich hierbei vor allem ein positives Bild in Form der „jungen" Alten heraus, die diesem Wandel „entspringen" und mit gängigen defizitären Rollenbildern vom Alter nicht mehr zu erfassen sind.

Dieses Bild vom „neuen" Alter unterstreichen auch die neuesten Internetnutzerzahlen, in denen die „Generation 60+" sogar die größten Zuwachsraten verbuchen kann.

Die Auseinandersetzung mit dieser Thematik aus Public Health-Sicht bietet sich geradezu an. So offeriert das Internet der zukünftig größten Bevölkerungsgruppe Hilfestellung sowohl bei physischen Einschränkungen als auch bei der Wahrung der psychischen Gesundheit.

Abstract (englische Version)

The constant rise of life expectancy and a continuously low birth rate advanced the process of demographic change over decades. To Public Health this change appears as a positive picture in terms of the so-called „young“ elderly who rise from this change and can no longer be specified with usual stereotypes.

The latest internet user numbers also underline this picture of the „new“ old age, in which the “generation 60+” can even score the largest growth rates. Dealing with this topic almost presents itself to Public Health. The internet eventually offers assistance to the forthcoming largest subpopulation in case of physical restrictions as well as for the keeping of psychological health.

Inhaltsverzeichnis

Abstrakt (deutsche Version) II
Abstract (englische Version) III
Inhaltsverzeichnis IV

1. Einleitung 1

2. Demografischer Wandel & alternde Gesellschaft 4
   2.1 Anstieg der Lebenserwartung 5
   2.2 Rückgang der Fertilität 6
   2.3 Entwicklung der Alters- und Bevölkerungsstruktur 8

3. Die neue soziale Gruppe der „jungen Alten“ 10
   3.1 Begriffsbestimmung 11
   3.2 Relativität des Alters 12
   3.3 „Verjüngung“ des Alters 14
   3.4 Älterwerden und allgemeine Lebenszufriedenheit 15
   3.5 Alte als „Wirtschaftsfaktor“ 16

4. 60+ im Internet 17
   4.1 Nutzungsverhalten und Motivation für die Internet-nutzung 18
   4.2 Barrieren & Chancen 21

5. Konsequenzen aus Sicht der Public-Health-Perspektive 23
   5.1 Medienkompetenz und Antonovsky 24
   5.2 Mögliche Auswirkungen auf Lebensqualität und Selbstwertgefühl 28

6. Fazit 29

Anhang 32
   Literatur- & Quellenverzeichnis 32
   Ergänzende Materialien 36

1. Einleitung

» Alle Veränderung erzeugt Angst. Und die bekämpft man am besten, indem man das Wissen verbessert. «

Ihno Schneevoigt

Das Thema dieser Arbeit hat sich aus meinem bei der Arbeiterwohlfahrt Bremen abgeleisteten Praxissemester ergeben. Die Arbeit der AWO soll hier nur stellvertretend für alle Träger aufgeführt werden, die sich der Hilfe für benachteiligte soziale Gruppen verschrieben haben.
Der Demografische Wandel beschäftigte mich schon länger; in vielen Seminaren fand er – zumeist randläufig - Erwähnung.
Doch was genau verändert sich unter welchen Voraussetzungen und kann man bereits Veränderungen in der Gesellschaft wahrnehmen?

Schnell wurde mir klar, dass der demografische Wandel sich auf die gesamte Gesellschaft auswirkt und nachhaltig Veränderungen bewirken wird. Folgen für die Gesellschaft haben dabei auch immer einen Public Health-Charakter, die sich vor allem über die Beurteilung von Gesundheits-Chancen und -Risiken von Bevölkerungsgruppen definiert.
Der Stellenwert für die Gesundheitswissenschaften siedelt umso höher an, geht man davon aus, dass sich mit dem Alter das Risiko vieler Erkrankungen erhöht.
Während meiner Praktikumszeit erlangte ich vor allem Einblicke in die offene Arbeit mit und für Senioren – viele rüstige Ruheständler mit nahezu ungebändigter Lebenslust faszinierten mich hierbei von Tag zu Tag aufs Neue und verleiteten mich zu einer tiefergehenden Auseinandersetzung, die schließlich in der folgenden Arbeit gipfeln sollte.
Wie lässt sich dieses „neue“ Altersbild veranschaulichen und kann man überhaupt von einem „neuen“ Altersbild sprechen?
Um dieser Fülle an Gedanken einen Rahmen zu geben und wiederum dem Rahmen und Umfang eines Bachelor-Reports gerecht zu werden, soll das Thema am Beispiel Internetnutzung orientiert sein. Hierbei möchte ich die Gruppe der „jungen“ Alten lokalisieren und mögliche Trends aufzeigen, vor allem aber den alles entscheidenden Public-Health-Bezug herstellen und die Themenwahl somit rechtfertigen.

Die Fragen, die sich mir bei meinen Überlegungen stellten, eignen sich, um folgende Thesen zu generieren:

- Der demografische Wandel verändert die Alters- und Bevölkerungsstruktur nachhaltig.
- Ihm (dem demografischen Wandel) „entspringt" die neue soziale Gruppe der „jungen Alten", auf die gängige Stereotypen bzw. ein konservatives Altersbild nicht zutreffend sind.
- Das Internet (stellvertretend für neue Medien insgesamt) gewinnt für diese so genannte Generation 60+ zunehmend an Bedeutung und bietet Ansatzpunkte für Gesundheitsförderung und Prävention.

Beginnen möchte ich diese Arbeit folgerichtig mit einer Einführung in die Grundlagen des sich vollziehenden demografischen Wandels, indem ich aufzeige, welche Faktoren ihn bedingen und welche Entwicklungen nach aktuellem Forschungsstand in der Zusammensetzung der Gesellschaft zu erwarten sind.
Der zweite Teil soll verdeutlichen, dass sich infolge des demografischen Wandels ein neues Altersbild entwickelt. Sogenannte „neue" oder „junge Alte" wollen und können an der Gesellschaft teilhaben.
Darauffolgend sollen deren Internetverhalten und mögliche Trends in der Nutzung aufgezeigt werden.
Schließlich wage ich den Diskurs, um an Schlussfolgerungen aus der Public Health-Perspektive zu gelangen.

2. Demografischer Wandel & alternde Gesellschaft

» Ich bin ein Paradebeispiel für Überalterung. «

Helmut Schmidt

Fast alle Gesellschaften der westlichen Kultur sind seit mehr als hundert Jahren von einem wachsenden Anteil ab 60-Jähriger geprägt, der gleichzeitig mit einem sinkenden Anteil Junger einhergeht (Winkler 2006, S. 59). Vor allem bedeutet dies, dass „das durchschnittliche Alter aller auf der Welt lebenden Menschen steigt, [und] die Weltbevölkerung altert" (Thieme 2007, S. 66). Dieses Phänomen wird häufig mit dem Begriff der „Alterung von oben" definiert, in Abgrenzung zur „Alterung von unten", die auf dem Rückgang der Fertilität sprich der Geburtenzahl beruht.
So werden die Menschen nicht nur älter – gleichzeitig bekommen sie immer weniger Kinder, was die Alterung der Gesellschaft „von unten" forciert.
Dieser Prozess, dieses Zusammenspiel o.g. Faktoren wird als *demografischer Wandel* bezeichnet und ist inzwischen zum Politikum avanciert. Politik, Medien, Wirtschaft und die Gesellschaft selbst beschäftigen sich mit der alternden Gesellschaft (Vaupel/von Kistowski 2007, S. 54).

2.1 Anstieg der Lebenserwartung

Die Lebenserwartung steigt seit mittlerweile anderthalb Jahrhunderten mit großer Regelmäßigkeit[1] und hierbei sind es die besseren Überlebens-chancen im hohen Alter, die diesen Anstieg antreiben. Fakt ist, dass für Menschen, die heute 30 Jahre oder jünger sind, ein Leben bis in die späten Neunziger eher die Regel als die Ausnahme sein wird (Vaupel/von Kistowski 2007).
Eine zunehmende Lebenserwartung manifestierte sich zunächst auf Grund sinkender Säuglings- und Kindersterblichkeit (bis etwa 1950).
Danach - ab 1970 - zeichnet vor allem die sinkende Sterblichkeit im Erwachsenenalter für den Aufwärtstrend verantwortlich.
Diesen haben wir sowohl vor allem einer allgemein gesünderen Lebensweise (Ernährung, Wohn- und Arbeitsplatzbedingungen, Hygiene) und besseren Lebensbedingungen in allen Lebensabschnitten als auch einer besseren Versorgung in Medizin und Pflege und dem medizinischen Fortschritt selbst zu verdanken, der die Manifestation chronischer

[1] siehe Anhang B, S. 36, Abb.1) Lebenserwartung bei Geburt bis 2050

Behinderungen verzögert und in ihrer Schwere mildert (BMFSFJ 2000, S. 70, BfB 2007).

Gegenwärtig liegt die Lebenserwartung bei Geburt für Männer in der Bundesrepublik bei 75,9 Jahren, während ein neugeborenes Mädchen mit 81,6 Lebensjahren rechnen kann (Statistisches Bundesamt 2006a, S. 32).

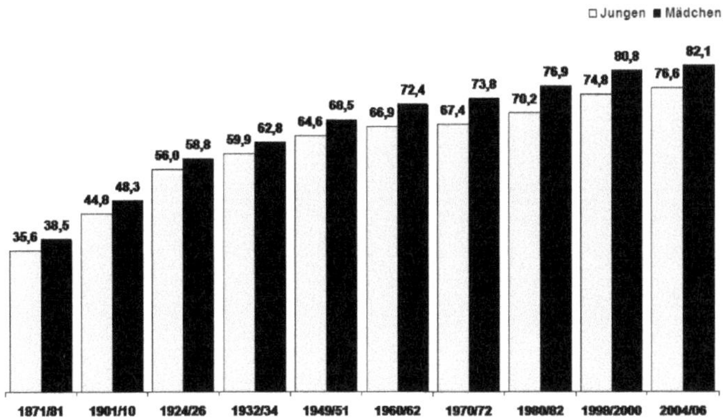

Abb. 1) Entwicklung der Lebenserwartung Neugeborener 1871 – 2005
Quelle: BfB 2007; Datenquelle: Statistisches Bundesamt

2.2 Rückgang der Fertilität

Mittlerweile ist der Wunsch nach einem eigenen Kind für viele Menschen der westlichen Kultur nicht mehr selbstverständlich.

So ist ein genereller Geburtenrückgang auch in Deutschland unübersehbar. Im Jahr 2006 kamen in der Bundesrepublik 673.000 Kinder zur Welt – unterm Strich ergibt dies die niedrigste Geburtenzahl seit dem Ende des zweiten Weltkriegs.

Sogar im ersten Nachkriegsjahr (1946) lag die Geburtenzahl mit rund 922.000 um 27% höher als 2006 (Statistisches Bundesamt 2007, S. 8). Die derzeitige Marke liegt bei 1,3 Kindern je Frau (siehe Abb. 2) und unterschreitet somit deutlich die zur Erhaltung der Bevölkerungszahl auf längere Sicht erforderliche Zahl von 2,1 Kindern je Frau.

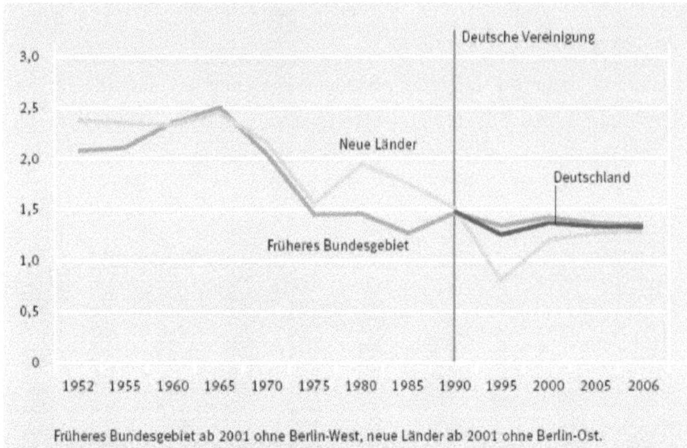

Abb. 2) Zusammengefasste Geburtenziffer 1952 bis 2006 (Kinder je Frau)
Quelle: Statistisches Bundesamt 2007, S. 17

Unterm Strich bedeutet dies, dass die Zahl der geborenen Kinder nicht ausreicht um die Elterngeneration zu ersetzen und dieses - durch den Geburtenrückgang verursachte - Fehlen von nachrückenden Jahrgängen eine entscheidende Rolle bei der Verschiebung der Altersstrukturen spielt (Winkler 2006, S. 65).

In den seltensten Fällen liegen hierbei gesundheitliche Ursachen zugrunde; fast immer ist diese Entscheidung *gegen* ein Kind eine persönliche.

Erschwerend kommt sicherlich noch dazu, dass der Anteil von Familien mit mehr als zwei Kindern ebenfalls rückläufig ist, Jahr für Jahr der Anteil der Verheirateten zurückgeht und die Zahl der Scheidungen zunimmt (Thieme 2007, S. 67).

2.3 Entwicklung der Alters- und Bevölkerungsstruktur

Ein gerne zur Veranschaulichung des demografischen Wandels herangezogenes Werkzeug sind Bevölkerungspyramiden. Sie machen deutlich, dass sich die Alters- und Bevölkerungsstruktur wandelt, bildlich gesprochen „von der Pyramide zum Pilz".

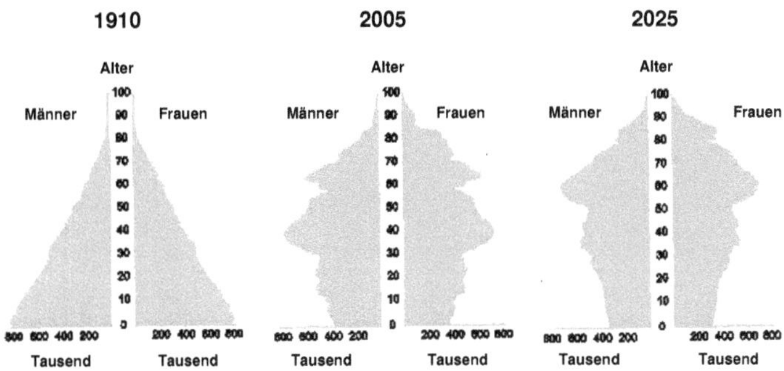

Abb. 3) Bevölkerungspyramiden für die BRD in den Jahren 1910, 2005 und vorausberechnet für das Jahr 2025,
Quelle: Vaupel/von Kistowski, S. 73; Datenquelle: Statistisches Bundesamt

Das Jahr 1910 besticht mit seiner Pyramidenform mit einer breiten Basis von vielen Kindern und einer schmal zulaufenden Spitze, geformt durch wenige Alte. Im Jahr 2005 zeigt sich eine Ausbuchtung um die Mitte, gebildet von den geburtenstarken Jahrgängen, die heute um die 40 Jahre alt sind. Diese Ausbuchtung rückt Jahr für Jahr weiter auf und erreicht bis 2025 das Alter von 60 Jahren.
Schließlich wird sich „bis zum Jahr 2050 [...] die Form der umgekehrten Pyramide immer mehr durchsetzen. Die am stärksten besetzten Altersjahrgänge sind dann zwischen 60 und 65 bzw. 80 und 85 Jahren alt" (Statistisches Bundesamt 2006c, S. 1).

Auch das Bundesinstitut für Bevölkerungsforschung hat unlängst wieder auf die bevorstehende Entwicklung der Alters- und Bevölkerungsstruktur aufmerksam gemacht. So werde die Zahl der 65-jährigen und Älteren voraussichtlich von jetzt etwa 16 Millionen auf über 22 Millionen im Jahr 2030 ansteigen. 2050 dürfte dann ca. jeder dritte Einwohner Deutschlands 65 Jahre oder älter sein, unter 20 dagegen nur etwa halb so viele. Im Vergleich dazu leben heute noch nahezu gleich viele unter 20- und ab 65-jährige in Deutschland (BfB 2008, S. 18).

Als Gradmesser für das zahlenmäßige Verhältnis zwischen der Bevölkerung im Rentenalter und derjenigen im Erwerbsalter wird der Altenquotient herangezogen. Er berechnet sich als Zahl der Rentner geteilt durch die Zahl der Erwerbsbevölkerung.

$$\text{AQ „60“} = \frac{\text{Zahl der Personen im Alter von 60+ Jahren}}{\text{Zahl der Personen im Alter von 20 bis unter 60 Jahren}}$$

Abb. 4) Formel zur Berechnung des Altenquotienten (nach ZDWA 2008)

Für die Bundesrepublik beträgt der Altenquotient (60 Jahre) heute 44 und steigt bis 2050 nach Vorausberechnungen des Statistischen Bundesamtes auf 78. Somit kämen auf 100 Personen im Erwerbsalter dann 78 potenzielle Rentner (ZDWA 2008).

Auch bei anderen Konstellationen, wie z.B. mit dem gesetzlichen Renteneintrittsalter von 65 Jahren als Rechen-Grundlage, würde der Altenquotient stark ansteigen. Weder eine sehr hohe Zuwanderung noch ein starker Anstieg der durchschnittlichen Kinderzahl je Frau könnten ihn auf dem heutigen Niveau halten (BfB 2008, S. 18).

3. Die neue soziale Gruppe der „jungen Alten“

» Man wird alt, wenn die Leute anfangen zu sagen,
dass man jung aussieht. «

Karl Dall

Kade behauptet, dass das Alter in der Moderne als ein „umfassender Freisetzungsprozess" beschrieben werden könne. Das klingt plausibel. Sie führt weiter aus: „Ältere sind frei von den Zwängen der Erwerbsarbeit und der Familienarbeit, sie sind befreit von Armut [Anm.: wie im weiteren Verlauf noch herausgearbeitet werden soll] und schließlich auch von den Zwängen normativer Erwartungen an sozial verpflichtende Altersrollen" (Kade 2006, S. 115).

Wir werden älter, weniger und die Älteren werden mehr; und das hat Folgen: denn wenn Menschen nun eine Aussicht auf ein Leben von hundert Jahren haben, hat das schlussendlich entscheidende Konsequenzen darauf, wie sie ihr Leben planen und gestalten (Vaupel/von Kistowski 2007, S. 51).
Schließlich ist der in den letzten Jahrzenten beobachtete Zugewinn an Lebensjahren vor allem ein Zugewinn an „aktiven Jahren", also mit einer Verlängerung jener Lebensphase verbunden, in der Menschen zu einer selbständigen und selbstverantwortlichen Lebensführung fähig sind (BMFSFJ 2005a, S. 29).

3.1 Begriffsbestimmung

Im alltäglichen Sprachgebrauch hat sich zur Bezeichnung älterer Mitbürger das Wort „Senioren" etabliert. Hierbei macht man (unbewusst) lediglich Aussagen anhand der demographischen Variable „Alter", was eine allgemeingültige Definition des Begriffes von vornherein erschwert, wenn nicht sogar unmöglich macht.
Wo bzw. wann also die Lebensphase Alter beginnt, ist folglich in der Fachliteratur nicht einheitlich dargestellt (Thieme 2007, S. 35).

Einblicke in den Bereich der Marktforschung, die den „Seniorenmarkt" schon längst erkannt hat, jedoch ebenfalls kein einheitliches Verständnis hinsichtlich der genauen Altersabgrenzung weder hervorbringen noch manifestieren konnte, bestätigen dies.
So zählt zum Beispiel die Gong-Gruppe (Gong, Super TV, Die Aktuelle) bereits Menschen in den 40ern zur Gruppe der Senioren, während die Gesellschaft für Innovative Marktforschung das 50. Lebensjahr und amerikanische Untersuchungen in vielen Fällen das 55. Lebensjahr als Beginn des Seniorenalters angeben (Ochel 2003, S. 5 f.).

Für diese Arbeit und die ihr zugrunde liegenden Annahmen möchte ich daher eine eigene Abgrenzung vornehmen, um eventuelle Unklarheiten weitestgehend zu vermeiden und meine Beobachtungen gezielter vornehmen zu können.
Zu diesem Zweck möchte ich mich an Ochel (2003) und Feuersinger (2004) orientieren, deren Arbeiten die „Generation 60+" hervorheben, da es aus mehreren Gründen einleuchtend und von Vorteil ist, bei diesem (kalendarischen) Alter eine Grenze zu ziehen:

1.) In den vorangegangenen Ausführungen zur demografischen Entwicklung zeichnete sich ab, dass schon in naher Zukunft die 60-Jährigen den größten Anteil an der bundesdeutschen Gesamtbevölkerung (man erinnere sich an die „Pilz-Form" aus Abb. 3) ausmachen werden.

2.) Lassen sich die mit zunehmendem Alter verbundenen biologischen Veränderungsprozesse auch nicht exakten Altersangaben zuordnen, so ist doch für das subjektive Altersempfinden des Menschen das kalendarische Alter von 60 Jahren charakteristisch (Ochel 2003, S. 5 f.).

3.) Das durchschnittliche Alter des Berufsausstiegs beträgt momontan im Schnitt etwas mehr als 60 Jahre (Deutsche Rentenversicherung 2008, S. 2) – obwohl der Rentenbeginn offiziell erst im Alter von 65 Jahren stattfindet; und insbesondere das Ausscheiden aus dem Erwerbsleben stellt für ältere Menschen einen bedeutenden Einschnitt im Leben dar.

3.2 Relativität des Alters

Alter ist relativ und die Wahrnehmung von Alter steht in Beziehung zum eigenen *aktuellen* Lebensalter (Thieme 2007, S. 31).
So wird ein Fünfzehnjähriger einen Vierzigjährigen zwangsläufig für alt halten, sich aber zu einem späteren Zeitpunkt, wenn er selbst so alt ist, als jung einschätzen.
Alter kommt von „alt" und „alt" will niemand sein. Obwohl es seinen Ursprung im germanischen Verb für „wachsen" hat, scheint das Wort „alt" in jedem Zusammenhang einen gar negativen Beigeschmack zu haben.

Synonym verwandt wird es oftmals mit Attributen wie „verbraucht", „verlebt" und „vergangen".

Das Wortspiel „die jungen Alten" bzw. „die neuen Alten" erzeugt bewusst eine gewisse Spannung zwischen den Unterscheidungen „jung" und „alt" bzw. „neu" und „alt". Analog zu vorherrschenden Rollenklischees stehen die „Alten" für das „Alte" – die Jungen hingegen verbindet man mit dem Neuen. Man hintertreibt das Ganze, indem man von den „neuen Alten" spricht (Küpper 2007, S. 55).

Das beobachtete Phänomen der Relativität des Alters versuchen Opaschowski und Reinhardt mit diversen Befragungen zur Illusion und Wirklichkeit von Altersträumen zu entmystifizieren (Opaschowski/Reinhardt 2007).

Gut in den Zusammenhang passt dabei folgende Grafik:

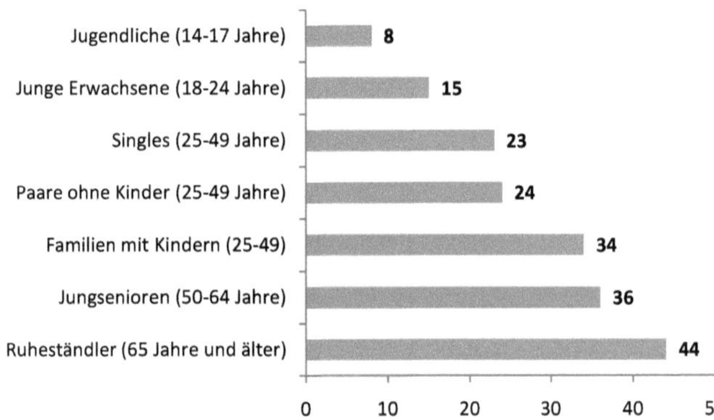

Abb. 5) Alt ist keine Frage des Lebensalters, von je 100 Befragten stimmen der Aussage zu: „ Alt ist keine Frage des Lebensalters."
Quelle: Opaschowski/Reinhardt (2007, S. 47)

„Altsein ist keine Frage des Lebensalters" meint im Schnitt etwa jeder dritte Erwachsene.

3.3 „Verjüngung“ des Alters

Betrachtet man das gesellschaftliche Gefüge in heutiger Zeit, entgeht einem nicht, „dass alte Menschen heute oft noch bis ins hohe Lebensalter hinein ‚mitten im Leben' stehen“ (Thieme 2007, S. 228). So ist es nicht verwunderlich, dass Alte in großer Mehrheit selbständig ihren Haushalt führen, Kontakte zu Familienangehörigen pflegen und alte und neue Freundschaften unterhalten. Zum Strukturwandel gehöre zudem auch die „Verjüngung des Alters“ (Thieme 2007, S. 234 f.).
Gemeint ist hierbei zweierlei: auf der einen Seite sind während der vergangenen fünfundzwanzig Jahre in großer Zahl lange vor Erreichen des gesetzlichen Rentenalters aus dem Berufsleben ausgeschieden.
Es liegt auf der Hand, dass diese *„jungen“ Alten* in anderen Lebenssituationen leben als Hochbetagte. Dies allein schon wegen der zumeist besseren körperlichen Verfassung und der geringeren Gesundheitsrisiken.
Andererseits hat der „Jugendkult“ auch bei den Alten einen jugendlichen Lebensstil, erkennbar an veränderten Variablen wie Wertorientierungen, Verhaltensweisen, Kleidung usw. bewirkt. Es gibt neben der Verjüngung nach kalendarischem Alter folglich auch eine mentale Verjüngung des Alters.
Alles in allem lässt sich nach allen bisherigen Erkenntnissen tatsächlich nachvollziehen, warum man von einer neuartigen sozialen Gruppe spricht, die mit der Bezeichnung „junge“ bzw. „neue Alte“ trefflich beschrieben werden kann. Durch die provokante Färbung dieser Bezeichnung gerät die Angelegenheit umso stärker und schneller in die gesellschaftliche Debatte. Von einer schnelllebigen „Modeerscheinung“ oder gar einem rein wissenschaftlichen Konstrukt kann hierbei nicht mehr die Rede sein.
Man tut gut daran, diesen Prozess der Bildung einer neuen sozialen Gruppe - die Gruppe der „jungen Alten“ – ernst zu nehmen, so wie es auch die Marktforschung bereits tut. Schon Mitte der Neunziger Jahre hat sie anhand einer Studie über „future seniors“, wortwörtlich die (zu-)künftigen Senioren, alle wesentlichen Aspekte aufgezeigt, die auch die (zu fordernde) Einstellung gegenüber den „neuen Alten“ treffend beschreiben[2].

[2] siehe Anhang B, S. 36, die „silbernen" Regeln

3.4 Älterwerden und allgemeine Lebenszufriedenheit

„Die ältere Generation neigt dazu, den Fallbeispiel-Charakter des Adjektivs „alt" durch den Prozess-Charakter des Begriffs „Älterwerden" zu ersetzen" (Opaschowski/Reinhardt 2007, S. 48). Infolgedessen weist das Älterwerden auf einen normalen biographischen Prozess hin und ersetzt im subjektiven Erleben den Begriff Alter.

Älterwerden gehört zum Leben und ist ein ganz natürlicher Vorgang, kurz gefasst: ein Reifungsprozess.

Um dieses positive Verständnis von Alter in einer gewissen Art und Weise fass- bzw. messbar machen zu können, soll an dieser Stelle die allgemeine Lebenszufriedenheit als Gradmesser herangezogen werden, da sie ein globaler, viele einzelne Aspekte und Facetten der Lebensumstände und des Lebensverlaufs zusammenfassend bilanzierender Indikator für das subjektive Wohlbefinden ist.

So macht die im Folgenden angeführte Abbildung deutlich, dass es keine wesentlichen Unterschiede zwischen der Lebenszufriedenheit Älterer und der von Jüngeren gibt.

Im Gegenteil ist bemerkenswert, dass der Anteil zufriedener Personen in der mittleren Altersgruppe (55-59 Jahre) sogar zunimmt (BMFSFJ 2005a, S. 3, Statistisches Bundesamt 2006a, S. 560 f.).

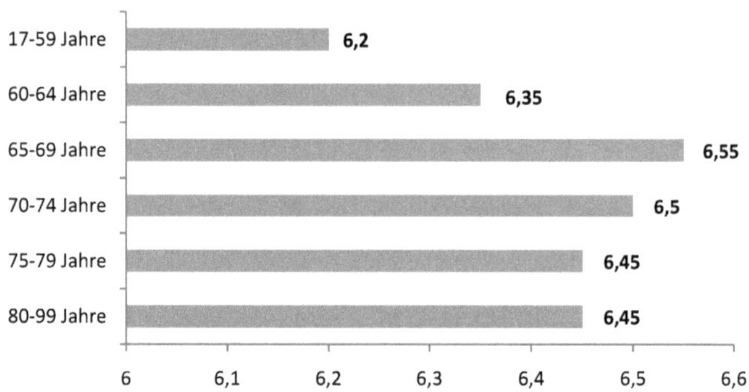

Abb. 6) Allgemeine Lebenszufriedenheit nach Altersgruppen
Datenbasis: Statistisches Bundesamt 2006a, eigene Berechnung und Darstellung, Durchschnittswerte auf einer von 0 (ganz und gar unzufrieden) bis 10 (ganz und gar zufrieden) reichenden Zufriedenheitsskala)

3.5 Alte als „Wirtschaftsfaktor"

In Folge der Etablierung des Begriffs der „neuen Alten" bzw. der „Generation 60+" in den Sprachgebrauch und die öffentliche Diskussion, wurde und wird diese Gruppe immer mehr auch als „Wirtschaftsfaktor" erkannt. Denn das besondere an den „neuen Alten" ist nicht, dass sie teilhaben wollen – das will ich ausdrücklich keiner vorangegangenen Generation absprechen - im Gegensatz zu vorigen Generationen sind diese Senioren und die zukünftigen Generationen umso mehr aber auch *in der Lage* dazu – körperlich wie mental.

Vor allem aber auf dem finanziellen Aspekt fußt die Möglichkeit eines „guten Lebens" im Alter:

Dank (noch) befriedigender Alterseinkommen und einer positiven Vermögenssituation verfügen sie über eine nicht zu unterschätzende Kaufkraft. So wird Alter – mit allen erwähnten Voraussetzungen – aktuell zu einer Lebensphase, in der Zeit und Geld die Erfüllung von Wünschen verfügbar werden lässt. Der „Seniorenmarkt" ist bereits allgegenwärtig (Thieme 2007, S. 235 f.). Ein Blick in die Angebotsstruktur von Discountern beispielsweise genügt, um sich dessen bewusst zu werden[3].

Um wieder auf die Befragungen von Opaschowski und Reinhardt zurückzukommen: „Mehr als viermal so viele assoziieren „alt" eher mit einem positiven finanziellen Status als mit einem negativen" (Opaschowski/Reinhardt 2007, S. 55).

Die Angst vor finanzieller Not im Alter spielt somit eine nachgeordnete Rolle.

[3] siehe Anhang B, S. 38 ff., Abb. 4-8) Online-Angebot für Senioren

4. 60+ im Internet

» Es gibt keinen Grund, warum irgendjemand einen Computer in seinem Haus wollen würde. «

Ken Olson, 1977

Das Internet nimmt eine Ausnahmestellung innerhalb der Neuen Medien[4] ein. Täglich wächst das World Wide Web um Millionen von Seiten und hält weltweit in immer mehr Haushalten Einzug.
Der sogenannte (N)Onliner-Atlas (Initiative D21 e.V. 2008), der, unterstützt von zahlreichen Sponsoren, auch in der neuesten Auflage erneut – zugegeben etwas reißerisch - „eine Topographie des digitalen Grabens durch Deutschland" verspricht, weiß hierbei die aktuellen Entwicklungen in der Bundesrepublik gut zu veranschaulichen und Daten zu liefern, die die Internetaktivität der (für diese Arbeit relevanten) Generation 60+ erfassen.

Von vornherein fällt auf, dass sich der „junge" bzw. „neue" Alte mit dem Durchschnitts-Internetnutzer bei Gilles in seinen Eigenschaften deckt (Gilles 2000): er ist überdurchschnittlich aktiv und mobil, pflegt seine sozialen Kontakte (Familie, Freunde, Vereine) und verfügt über ein mannigfaltiges Interessenspektrum, was wiederum betont, dass die Gruppe der jungen Alten sehr heterogen ist – allein schon aufgrund unterschiedlichster Biographien (Gilles 2000, S. 27).

4.1 Nutzungsverhalten und Motivation für die Internetnutzung

Die deutsche Studie „Doppelklick statt Doppelherz" von Gilles reiht sich ein in die Riege empirischer Untersuchungen zum Thema.
Nutzungshäufigkeit und Dauer der Onlinesitzungen halten sich ihr zufolge in Grenzen. Der Durchschnitts-Internetnutzer (-„User") der Gruppe 60+ ist drei- bis viermal pro Woche für je ca. eine Stunde online (Gilles 2000, S. 29).

[4] Definition laut Meyers Online-Lexikon: **Neue Medien**, Sammelbegriff für computergestützte Kommunikationsmittel und digitale elektronische Medien, interaktive und multimediale Kommunikationsformen, das Internet und darüber zu nutzende Dienste sowie Mobilfunkanwendungen und durch die UMTS-Technik ermöglichte Kommunikationsformen. *http://lexikon.meyers.de/meyers/Neue_Medien* [25.07.2008]

Inhaltsbezogen waren die Interessen der Befragten breit gestreut, was einen Dämpfer für spezifische Internetportale für Senioren[5] darstellt, die die Senioren und das Alter an sich empfundener Maßen „gettoisieren" (Gilles 2000, S. 31).

Ein entscheidender Motivations-Faktor, sich (erstmalig) ins Internet zu begeben sind Kinder bzw. Enkelkinder. „Haben sich ältere Menschen [dann] erst einmal mit dem Internet auseinander gesetzt, [...] übt dieses Medium, wie auf andere Generationen auch, eine enorme Faszination aus" (Feuersinger 2004, S. 58).

Unterm Strich schließt sich der zitierte „digitale Graben" auch in diesem Jahr weiter; die Internetnutzung ist - wie erwartet - in allen Altersgruppen gestiegen - mittlerweile sind zwei Drittel (!) der Deutschen online.

Vor allem aber in der Gruppe der über 60-jährigen sind überdurchschnittliche Wachstumsraten zu verbuchen.

	1997	1998	1999	2000	2001	2002	2003	2007	2008
Gesamt	6,5	10,4	17,7	28,6	38,8	44,1	53,5	60,2	65,1
Alter									
14-19	6,3	15,6	30,0	48,5	67,4	76,9	92,1	89,4	93,7
20-29	13,0	20,7	33,0	54,6	65,5	80,3	81,9	87,2	89,8
30-39	12,4	18,9	24,5	41,1	50,3	65,6	73,1	82,2	85,4
40-49	7,7	11,1	19,6	32,2	49,3	47,8	67,4	72,6	78,2
50-59	3,0	4,4	15,1	22,1	32,3	35,4	48,8	58,3	63,5
60+	**0,2**	**0,8**	**1,9**	**4,4**	**8,1**	**7,8**	**13,3**	**24,82**	**29,04**

Abb. 7) Internetnutzer/Onliner in Deutschland 1997 bis 2008 nach Altersgruppen (Anteil in %)
Datenquellen: **1997 bis 2008** Spiro 2005, **2007 und 2008** Initiative D21 e.V. 2008 (eigene Berechnung)

Ältere Menschen unterscheiden sich von Jugendlichen und (jungen) Erwachsenen übrigens nicht signifikant in den Motiven für die Nutzung des Internets, so führen die E-Mail-Nutzung[6] und die Infosuche - zielgerichtet oder nicht zielgerichtet (ugs. „surfen") – die Auflistung der bevorzugten Internetanwendungen an.

[5] z.B. www.feierabend.de; www.seniorentreff.de

[6] Definition laut Meyers Online-Lexikon: *Abkürzung für englisch electronic mail],* ein Dienst in einem Netzwerk, insbesondere im Internet, der es erlaubt, elektronische Mitteilungen auszutauschen; auch Bezeichnung für diese Mitteilungen selbst. *http://lexikon.meyers.de/meyers/E-Mail* [21.07.2008]

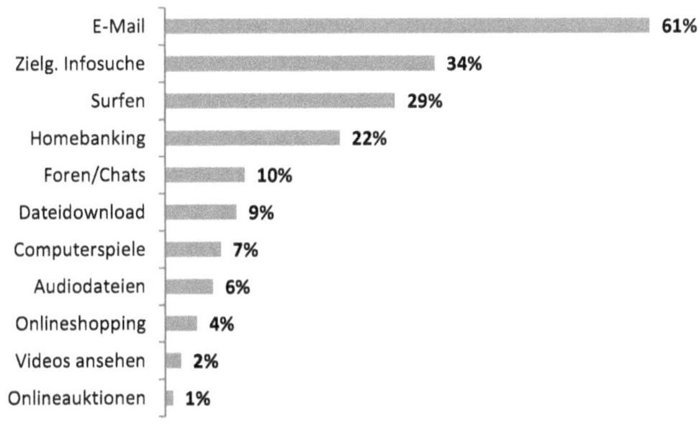

Abb. 8) Mindestens einmal wöchentlich von über 60-Jährigen genutzte Online-Einsatzmöglichkeiten in %, Datenquelle: Pencun 2005, S. 53, eigene Darstellung

Ochel (2003, S. 49 ff.) vertieft seine Beobachtungen zum Nutzungsverhalten von Senioren und differenziert zwischen fünf spezifischen Internetnutzungskategorien, die ich kurz ausführen möchte:

A) Information

Informationssuche steht bei Senioren hoch im Kurs; das belegt auch eine Auflistung der bevorzugten Internetseiten. Am häufigsten werden dabei Websites mit Flug- und Fahrplänen frequentiert, gefolgt von Seiten zum Themenbereich „Finanzen/Börse/Aktien“.

B) Kommunikation

Auf Seiten der Kommunikation ist E-Mail (bei den Senioren wie auch bei den übrigen Altersgruppen) mit Abstand die meistgenutzte Anwendung - 97,7 Prozent aller Internet-Senioren nutzen E-Mail.

Die Online-Kommunikation dient größtenteils der Pflege sozialer Kontakte bzw. dazu, mit bestehenden Bekannten und Verwandten in Kontakt zu bleiben.

C) Unterhaltung

Das Internet besitzt für Senioren auch eine große Bedeutung als Unterhaltungsmedium. Rund die Hälfte der Onliner der Generation 60+ (48,3%) gibt an, dieses aus Neugier und Unterhaltung zu nutzen.

D) Transaktion

Transaktionsbezogene Internetanwendungen wie Online-Shopping und Internet-Banking gewinnen auch in der Nutzergruppe der Senioren an Bedeutung. Bereits 56 Prozent der Internet-Senioren im Alter zwischen 60 und 69 Jahren nutzen entsprechende Angebote.

E) Weiterbildung und gemeinsames Lernen bzw. Arbeiten

Vier von zehn Senioren (40,4%) nutzen das Internet zur persönlichen Weiterbildung.

Senioren können im Internet neue Erfahrungen sammeln und diese dort auch direkt an andere weitergeben. Das Internet fungiert in dieser Hinsicht als Gemeinschaftsmedium, wobei es sowohl technische Plattform für virtuelle Lerngruppen als auch Gegenstand einer Zusammenarbeit sein kann.

4.2 Barrieren & Chancen

Aus der Gerontologie sind einige Modelle und Theorien zum Alterungsprozess bekannt und über lange Jahre hinweg war in der Wissenschaft das biologische Defizitmodell zur Erklärung des menschlichen Alterungsprozesses von Bedeutung. Wie der Name schon erahnen lässt, malt es ein defizitäres Bild vom alternden Menschen „und setzt Altern grundsätzlich gleich mit Abbau und Verlust" (Ochel 2003, S. 34 ff.).

Die Grundannahmen des Defizitmodells sind auf der einen Seite nachvollziehbar: biologische Veränderungen können zwar in den unterschiedlichsten Altersstufen auftreten, jedoch steigt deren Auftretenswahrscheinlichkeit mit zunehmendem Lebensalter. Auch die durchschnittliche Erkrankungsdauer und der Faktor der Multimorbidität[7] nehmen mit dem Alter deutlich zu.

Entgegen noch immer weit verbreiteten Annahmen ist es jedoch nicht richtig, dass beispielsweise die geistigen Fähigkeiten mit dem Alter ausschließlich abnehmen und daher gilt das Defizitmodell mittlerweile als überholt - vielmehr findet eine Verlagerung statt.

[7] i.e. das gleichzeitige Auftreten mehrerer Krankheitsbilder

So sinken zwar zum Beispiel die Wahrnehmungsgeschwindigkeit und die Lernfähigkeit von unstrukturierten Informationen. Diese Defizite können allerdings nach neueren Erkenntnissen fast vollständig kompensiert werden, wenn ältere Menschen ihr Lerntempo und ihre Vorgehensweise selbst bestimmen können (Feuersinger 2004, S. 35).

Gesamt gesehen hat sich der Gesundheitszustand der Älteren wie bereits erwähnt bedeutend verbessert. Diesen Sachverhalt spiegelt auch die Tatsache wieder, dass 8 von 10 der heute über 70-Jährigen weitgehend zu einer selbständigen Lebensführung in der Lage sind.

Der Sonderteil „Best-Ager-PC: Altersgerecht ins Internet" des 2007er-(N)Onliner-Atlas diskutiert explizit das Thema „neue Alte und neue Medien". Gefordert werden vor allem eine richtige Ansprache und eine Vermittlung des persönlichen Nutzens. Selbstverständlich müssten desweiteren Produkte zielgerichtet konzipiert bzw. konstruiert sein, um jedweden möglichen einschränkenden Veränderungserscheinungen des Alters und Vorurteilen gegenüber dem Internet und Technik im Allgemeinen trotzen zu können[8].

Vergleicht man die Onliner-Zahlen nach Altersgruppen bleibt zu beobachten, dass das Interesse am Internet mit zunehmendem Alter ab- sowie Computerängstlichkeit zunimmt (Schneider 2005, S. 47).

Allerdings wird sich dieses Bild nach und nach verändern, besser gesagt verschieben. Drastisch gesprochen sterben die Menschen, die nie in Berührung mit dem Internet gekommen sind (und dies auch nicht beabsichtigen) aus. Die heutige Generation 60+ ist bereits zu knapp einem Drittel im Internet vertreten und auch zum Teil schon im Berufsleben mit dem Internet in Berührung gekommen – ein nicht unerheblicher Faktor auf der Habenseite der „neuen Alten". Nachfolgende Generationen stärken die „Onlinerschaft" zudem zusehends, sodass der Anteil an Offlinern unter den Älteren in Zukunft immer weiter schrumpfen wird.

[8] als positives Beispiel für eine benutzer- und vor allem seniorenfreundliche Konstruktion wird der sogenannte „PC für jedermann" gehandelt, siehe Anhang B, S. 41 f., SimpLiCo: Aus der Produktbeschreibung des Herstellers

5. Konsequenzen aus Sicht der Public-Health-Perspektive

Die vorausgegangenen Ausführungen belegen, dass die Gruppe der „jungen Alten“ die zur Zeit am schnellsten wachsende Bevölkerungsgruppe und dieser Wachstums-Trend auch in den Internetnutzerzahlen zu beobachten ist. Das Medium Internet wird immer interessanter und attraktiver für die Generation 60+. In Deutschland wie im Ausland „entstehen [...] immer mehr virtuelle Netzwerke von älteren Menschen, die sich per email und eigener Homepage zu allen nur erdenklichen Themen austauschen: schnell, kostengünstig und für jedermann erreichbar“, erkannte Albrecht (Albrecht 2000, S. 13) schon vor knapp einem Jahrzehnt. Mag man diese These zu jener Zeit womöglich noch ungläubig zur Kenntnis genommen haben, so kann man bei einem Blick auf die aktuelle Situation und die Zuwachsraten bei den Onlinern der Generation 60+ den Wahrheitsgehalt nicht mehr anzweifeln.

Die Bezeichnung des „neuen“ bzw. „jungen“ Alten – anfänglich wohl nur zur besseren Beschreibung einer potentiellen Käuferschaft erdacht – hat sich zum Schlagwort gemausert und sich schließlich seinen Weg in Medien, Politik und die Gesellschaft gebahnt.

5.1 Medienkompetenz und Antonovsky

Den grundlegenden Brückenschlag des Themenbereichs „Senioren im Internet“ zu einer Public-Health-Relevanz möchte ich bewerkstelligen, indem ich auf das für Gesundheitswissenschaftler so bedeutsame salutogenetische[9] Modell des israelischen Medizinsoziologen Aaron Antonovsky zurückgreife.

Dieses geht davon aus, dass sich Menschen auf einem Gesundheits-Krankheits-Kontinuum bewegen und mithilfe von Widerstandsressourcen ein starkes sogenanntes Kohärenzgefühl entwickeln können (Kellnhauser et al. 2000, S. 81 f.).

[9] lat. salus: Gesundheit, Wohlergehen

Unter Kohärenzgefühl versteht Antonovsky hierbei das grundlegende und situationsunabhängige Vertrauen einer Person,

- dass die internen und externen Reize, die sie erfährt, sich als strukturiert, erklärbar und vorhersehbar erweisen werden;
- dass in schwierigen Situationen Ressourcen verfügbar sein werden, um die Probleme bewältigen zu können und
- dass das Leben einen Sinn hat und dass es sich daher lohnt, Energie in die Bewältigung von Anforderungen zu investieren. (Weyerer et al. 2008, S. 50 f.)

Die Komponenten des Kohärenzgefühls lassen sich demnach als *Verstehbarkeit*, *Handhabbarkeit* und *Bedeutsamkeit* zusammenfassen (Antonovsky 1997, S. 34 ff.).

Albrecht meinte bereits zur Jahrtausendwende beobachtet zu haben, dass in einer immer schneller werdenden Entwicklung der Informationsgesellschaft ältere Menschen durch die starke Vernetzungsmacht des Mediums Internet die Chance bekommen, ohne großen Aufwand ein Teil dieser zu sein (Albrecht 2000, S. 13).
Ein Gesundheitswissenschaftler wird bei dieser Art von Statement hellhörig; es klingt zwar nach allen vorausgegangen Ausführungen logisch, doch bei genauerer Betrachtung aus der globaleren Public Health-Sicht, greift es eindeutig zu kurz und verallgemeinert einen Sachverhalt, der nun mal nicht auf alle Mitglieder der Bevölkerungsgruppe „ältere Menschen" zutrifft und zutreffen kann.
Um bei Albrechts Aussage zu bleiben, die den Chancenbegriff anführt: Sie setzt eines voraus: Kompetenz, genauer gesagt: *Medienkompetenz* – also die Fähigkeit, kompetent mit Medien umzugehen.
Ausgehend von diesem Sachverhalt muss man den Begriff der Medienkompetenz näher beleuchten.

Medienkompetenz		
Medien – ihre Strukturen, ihre Gestaltungsformen und ihre Wirkungsmöglichkeiten – durchschauen:	Medien und ihre Angebote zielgerichtet nutzen:	Medien als Ausdruck seiner Persönlichkeit, Interessen und Anliegen aktiv gestalten:
Wahrnehmungs-kompetenz	***Nutzungskompetenz***	***Handlungskompetenz***

Abb. 9) Medienkompetenz nach Pötter, aus Rosebrock/Zitzelsberger 2000, S. 150

Analog zu Abbildung 9 sind *Wahrnehmungs-*, *Nutzungs-* und *Handlungskompetenz* die – wenn man es so nennen will – Grundpfeiler von Medienkompetenz.
Bringt man diese nun in einen Zusammenhang mit den Komponenten des Kohärenzgefühls (*Verstehbarkeit*, *Handhabbarkeit* und *Bedeutsamkeit)* so lassen sich eindeutig Analogien erkennen.

Wahrnehmungskompetenz	analog zu	**Verstehbarkeit**
Nutzungskompetenz	analog zu	**Handhabbarkeit**
Handlungskompetenz	analog zu	**Handhabbarkeit**
(persönlicher) Nutzen	analog zu	**Bedeutsamkeit**

Abb. 10) Medienkompetenz und Kohärenzgefühl - Analogien, eigene Darstellung

Bedeutsamkeit scheint beim ersten Versuch eines Vergleichs aus dem Schema herauszufallen, kann aber hinzugefügt werden, indem man die Analogie zum (persönlichen) Nutzen berücksichtigt.

Wie erwähnt stellt die fehlende Information über den Nutzen die größte Zugangsbarriere dar (Ochel 2003, S. 48).
Um ältere Menschen für eine erstmalige Internetnutzung zu gewinnen, bedarf es daher vor allem einer Übermittlung der Attraktivität dieses Mediums und seiner Anwendungen.
De facto werden ältere Menschen um so eher bereit sein, das Internet kennen zu lernen, je positiver ihre Einstellungen zu diesem Medium und seinen Nutzungsmöglichkeiten sind (Ochel 2003, S. 187 f.).

„Antonovsky geht [vor allem] davon aus, dass die Suche nach Bewältigungsstrategien entscheidend davon abhängt, ob sich die Auseinandersetzung mit dem Stressor für die jeweilige Person lohnt, ob sie für sie bedeutsam ist, ob sie Sinn macht" (Kellnhauser et al. 2000, S. 82). Auch hier ist vom individuellen Nutzen die Rede.

Oft scheitert eine gelingende Kommunikation zwischen Mensch und PC (als Zugangsmedium bzw. „Tür" zum Internet) schon daran, dass die Benutzeroberfläche zu kompliziert gestaltet ist - das Alter kann hier durchaus nebensächlich sein. Von ebenfalls großer Bedeutung ist, ob der Anwender Erfahrungen im Umgang mit computerbasierten Kommunikationssystemen hat und über spezifische Bedienkompetenzen verfügt. „Der jüngere wie der ältere Mensch ist vor seine individuellen Fähigkeiten und Medienkompetenzen gestellt, wenn er oder sie die Aufgabe bewältigen will, einen solchen Automaten zu bedienen" (Gehrke 2000, S. 49).

Der weiter wachsende Anteil an Onlinern unter den Senioren belegt, dass immer mehr ältere Menschen Anwendungs- und Gestaltungskompetenzen besitzen und mit diesen an der von Informations- und Kommunikationstechnik geprägten Gesellschaft teilnehmen können und wollen.
Ein Beleg für diese Entwicklung sind das wachsende Aufkommen (und die wachsende Beliebtheit) an speziellen medienorientierten Kursen und Initiativen für die ältere Generation. Die Möglichkeiten für Senioren und Seniorinnen, sich innerhalb und außerhalb ihrer eigenen vier Wände dem Computer nähern zu können, nehmen stetig zu (Gehrke 2000, S. 52 f.).

5.2 Mögliche Auswirkungen auf Lebensqualität und Selbstwertgefühl

Über die Auswirkungen der PC- bzw. Internetnutzung auf Lebensqualität und Selbstwertgefühl kann nur spekuliert werden, solange noch keine empirischen Ergebnisse vorliegen (Spiro 2005, S. 61). So können auch an dieser Stelle nach eingehender Literaturrecherche keine handfesten Ergebnisse vorgestellt werden.

Als Befürworterin einer positiven Beeinflussung, zumindest aber als „Schafferin“ von Grundlagen für eine Diskussion kann Pencun gelten, welche bekräftigt, dass „ein hoher sozialer Status, die Pflege sozialer Beziehungen, eine allgemeine Lebenszufriedenheit und eine insgesamt intellektuell anregende Umwelt die Leistungsfähigkeit älterer Menschen positiv beeinflussen und eine langwährende gesellschaftliche Integration fördern“ (Pencun 2005, S. 25).

Und so lässt es sich nicht von der Hand weisen, dass „junge“ Alte, die im Internet (medien-)kompetent nach Informationen suchen und E-Mails schreiben, zumindest positiven Nebeneffekten ausgesetzt sind. So haben sie sicher das Gefühl, dass sie selbstbestimmt handeln, am technischen bzw. modernen Fortschritt teilhaben und „mitreden“ können (Feuersinger 2004, S. 58).

Dies alles verhindert ein Gefühl der Ausgrenzung und liefert somit einen nicht unerheblichen Beitrag zur Prävention von sozialer Isolation und Wahrung der psychischen Gesundheit, vor allem wenn man das Internet als Chance und Medium zur weiteren (virtuellen) Vernetzung, zur Aufnahme und Pflege von Kontakten sieht.

Im Hinblick auf die physische Gesundheit und immobilitätsbedingte Einschränkungen im Alter, kann das Internet ebenfalls eine große Hilfe sein, wenngleich die „jungen“ Alten eher in geringerem Ausmaß davon betroffen sind.

Erledigungen des Alltags (i.e. Behördengänge, Medikamentenbestellungen), können alternativ bequem von zu Hause aus erledigt werden.

6. Fazit

Der demografische Wandel bzw. die Alterung der Gesellschaft kann kurz- und mittelfristig nicht aufgehalten werden (BfB 2007). Schließlich ist die demografische Vergangenheit nicht rückgängig zu machen und ein Anstieg der Geburtenrate vor allem im Hinblick auf die vorherrschende Problematik der Vereinbarkeit von Familie und Beruf nicht zu erwarten.
Zudem gibt es weitere Schwierigkeiten, die die Auseinandersetzung mit der Thematik erschwert und den Rahmen gesprengt hätten und somit bewusst ausgeklammert wurden.
So hat sicher auch die Bildung der jeweiligen Person einen Einfluss auf die Internetnutzung; an dieser Stelle möchte ich lediglich erwähnen, dass die „jungen" Alten auch vom Bildungshintergrund her höher anzusiedeln sind als gleichaltrige Vorgängergenerationen, was somit in die Beobachtungen passt.
Desweiteren darf auch das Thema Altersarmut nicht unter den Tisch fallen; im Vergleich zur finanziellen Gesamtsituation „neuer" Alter mögen die Armen unter ihnen als Einzelfälle betrachtet werden - bei einem wachsenden Anteil Alter an der Gesellschaft wird dennoch logischerweise auch die Zahl der unter Armut leidenden Senioren steigen.

Eine *im Durchschnitt* bessere Gesundheit [...] und eine *im Durchschnitt* bessere finanzielle Situation stehen auf der Habenseite der „jungen" Alten und können als Ressourcen gesehen werden (BMFSFJ 2005b) - das ergibt die Sicht „von oben", die für den Gesundheitswissenschaftler elementar ist.

Die empirische Analyse der Internetnutzung älterer Menschen in Deutschland hat ein zunehmendes Interesse aufgezeigt und Senioren als Nutzergruppe mit den höchsten Zuwachsraten aller Altersklassen erkannt (Ochel 2003).
Der Nutzen des Internet für den Menschen und für den („jungen") alten Menschen und seine persönliche Lebensgestaltung liegt auf der Hand, muss dem älteren Nutzer aber auch übermittelt werden.

Dabei müssen Senioren einfache Zugangsmöglichkeiten zum Internet und seinen Inhalten geboten werden, um eigene positive Erfahrungen sammeln zu können. Der erste Einstieg in das Internet sollte in erster Linie leicht und unkompliziert sein. So dürfen diesem auch keine größeren finanziellen oder organisatorischen Hürden im Wege stehen (Ochel 2003, S. 83).

Das Medium Internet, stellvertretend für die Schar der Neuen Medien, eignet sich gut, um Grundgedanken der Public Health anzuwenden, zu erörtern und für einen Laien „fassbar“ zu machen und vor allem bietet es unterm Strich Ansatzpunkte für Gesundheitsförderung und Prävention.

Literatur- & Quellenverzeichnis

Albrecht, Georg (2000): Ältere Menschen Neue Medien – Anschluss an die Zukunft? – In: Gehrke, Barbara (Hrsg.): Ältere Menschen Neue Medien – Anschluss an die Zukunft?. Marl. S. 13-15

Antonovsky, Aaron (1997): Salutogenese: zur Entmystifizierung der Gesundheit. Tübingen

Bundesinstitut für Bevölkerungsforschung (BfB) (Hrsg.) (2007): Demografischer Wandel in Deutschland. Wiesbaden

BfB (Hrsg.) (2008): Bevölkerung. Daten, Fakten, Trends zum demographischen Wandel in Deutschland. Wiesbaden

Bundesministerium für Familie, Senioren, Frauen und Jugend (BMFSFJ) (Hrsg.) (2000): Dritter Bericht zur Lage der älteren Generation in der Bundesrepublik Deutschland. Berlin

BMFSFJ (Hrsg.) (2003): Wo bleibt die Zeit? Die Zeitverwendung der Bevölkerung in Deutschland 2001/02. Berlin

BMFSFJ (Hrsg.) (2005a): Der Alterssurvey – Aktuelles auf einen Blick, Berlin

BMFSFJ (Hrsg.) (2005b): Fünfter Bericht zur Lage der älteren Generation in der Bundesrepublik Deutschland. Berlin

Deutsche Rentenversicherung (Hrsg.) (2008): Ergebnisse auf einen Blick: Stand Juli 2008. Berlin

Feuersinger, Daniela (2004): Internet für Senioren. Anspruch und Wirklichkeit seniorengerechter Webseiten. Wien

Gehrke, Barbara (2000): Silver Surfers – Seniorinnen und Senioren in der Informationsgesellschaft – In: Gehrke, Barbara (Hrsg.): Ältere Menschen Neue Medien – Anschluss an die Zukunft?. Marl. S. 54-61

Gilles, Constanze (2000): Doppelklick statt Doppelherz – Eine Untersuchung zur spezifischen Herangehensweise, Nutzung und Bewertung des Internet durch ältere Menschen - In: Gehrke, Barbara (Hrsg.): Ältere Menschen Neue Medien – Anschluss an die Zukunft?. Marl. S. 21-40

Initiative D21 e.V. (Hrsg.) (2008): (N)Onliner Atlas 2008. Eine Topographie des digitalen Grabens durch Deutschland. Berlin

Kade, Sylvia (2006): Altern und Bildung. Eine Einführung. Bielefeld

Kellnhauser, Edith/Schewior-Popp, Susanne/Sitzmann, Franz/Geißner, Ursula/Gümmer, Martina/Ullrich, Lothar (2000): Pflege. Entdecken, verstehen, professionell handeln. Stuttgart

Küpper, Thomas (2007): Leben auf der Überholspur? Alte Erwartungen an die neuen Alten – In: Aner, Kirsten/Karl, Fred/Rosenmayr, Leopold (Hrsg.): Die neuen Alten – Retter des Sozialen?. Wiesbaden. S. 55-66.

Ochel, Jens (2003): Senioren als Zielgruppe im Internet. Eine interdisziplinäre Analyse des Internet-Nutzungsverhaltens vor dem Hintergrund alternsbedingter Veränderungsprozesse. Köln

Opaschowski, Horst W./Reinhardt, Ulrich (2007): Altersträume. Illusion und Wirklichkeit. Darmstadt

Pencun, Maria T. (2005): Generation 50plus im Internet. Grundlagen, Analyse, Perspektiven. Saarbrücken

Rosebrock, Cornelia/Zitzelsberger, Olga (2000): Der Begriff Medienkompetenz als Zielperspektive im Diskurs der Pädagogik und Didaktik – In: Groeben, Norbert/Hurrelmann, Bettina (Hrsg.): Medienkompetenz. Voraussetzungen, Dimensionen, Funktionen. Weinheim. S. 148-159

Schneider, Käthe (2005): Die digitale Teilung im Erwachsenenalter: Bedingungen und andragogische Implikationen – In: Otto, Ulrich (Hrsg.): Partizipation und Inklusion im Alter. Aktuelle Herausforderungen. Jena. S. 41-54

Spiro, Eva (2005): Ältere Menschen und Personalcomputer. Motive, besondere Probleme und Auswirkungen des Erstkontaktes mit dem PC im Nacherwerbsalter. München

Statistisches Bundesamt (Hrsg.) (2006a): Datenreport 2006, Zahlen und Fakten über die Bundesrepublik Deutschland. Bonn

Statistisches Bundesamt (Hrsg.) (2006b): Bevölkerung Deutschlands bis 2050. 11. Koordinierte Bevölkerungsvorausberechnung. Wiesbaden

Statistisches Bundesamt (Hrsg.) (2006c): Gesundheit im Alter, Wiesbaden

Statistisches Bundesamt (Hrsg.) (2007): Geburten in Deutschland, Wiesbaden

Thieme, Frank (2007): Alter(n) in der alternden Gesellschaft. Eine soziologische Einführung in die Wissenschaft vom Alter(n), Wiesbaden

Vaupel, James W./von Kistowski, Kristin G. (2007): Die Plastizität menschlicher Lebenserwartung und ihre Konsequenzen – In: Gruss, Peter (Hrsg.): Die Zukunft des Alterns. Die Antwort der Wissenschaft. Ein Report der Max-Planck-Gesellschaft, München. S. 51-78.

Weyerer, Siegfried/Ding-Greiner, Christina/Marwedel, Ulrike/Kaufeler, Teresa (2008): Epidemiologie körperlicher Erkrankungen und Einschränkungen im Alter, Stuttgart

Winkler, G. (2006): Die Region der neuen Alten. Fakten und Positionen zur sozialen Situation älterer Bürger in den neuen Bundesländern 1990 bis 2005. Berlin

Internetadressen

Rostocker Zentrum für Demografischen Wandel (ZDWA) (2008): Glossar.
Pfad: *http://www.zdwa.de/zdwa/glossar/content/a.php* [11.07.2008]

Meyers (2008): Meyers Lexikon Online 2.0
Pfad: *http://lexikon.meyers.de/meyers/Meyers:Meyers_Lexikon_online* [21.07.2008]

PLUS (2008): Discount Online Shop
Pfad: *http://www.plus.de/de_index.html* [10.07.2008]

Ergänzende Materialien

Abb. 1) Lebenserwartung bei Geburt bis 2050

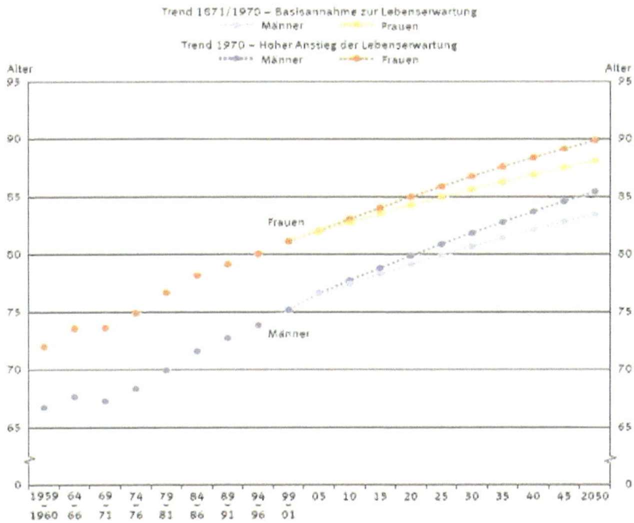

Quelle: Statistisches Bundesamt (2006b)

Die „silbernen" Regeln (aus Feuersinger 2004, S. 36)

- „Future Seniors" wollen positiv angesprochen werden
- Sie haben ihre eigenen Wertvorstellungen
- Sie wollen ihre spezifischen Bedürfnisse befriedigen
- Sie müssen zielgruppenadäquat angesprochen werden
- Sie suchen nach Identifikation
- Sie besitzen ein anderes Bildungsniveau
- Sie stellen hohe Ansprüche an Produkte und Dienstleistungen
- Sie wollen Beratung und Service
- Sie brauchen eigenständige Marken
- Sie suchen den Dialog
- Sie sind offen für spezifische Medien und Foren (wenn sie richtig gestaltet sind)

Abb. 2) Zeitverwendung von RentnerInnen (Angaben in Stunden: Minuten je Tag (Montag bis Sonntag) 2001/2002

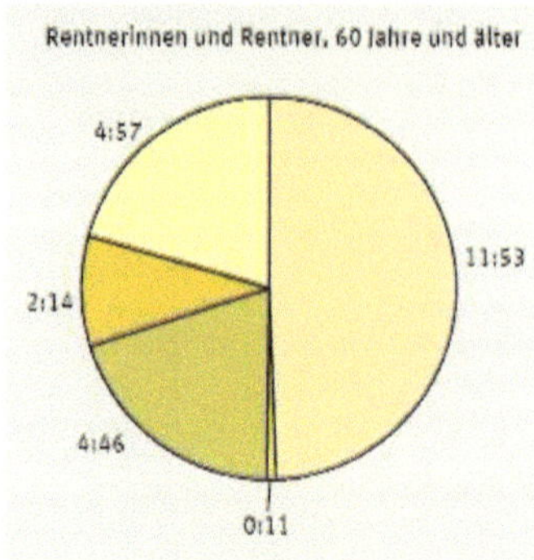

Quelle: BMFSFJ 2003; Datenquelle: Statistisches Bundesamt

Legende:

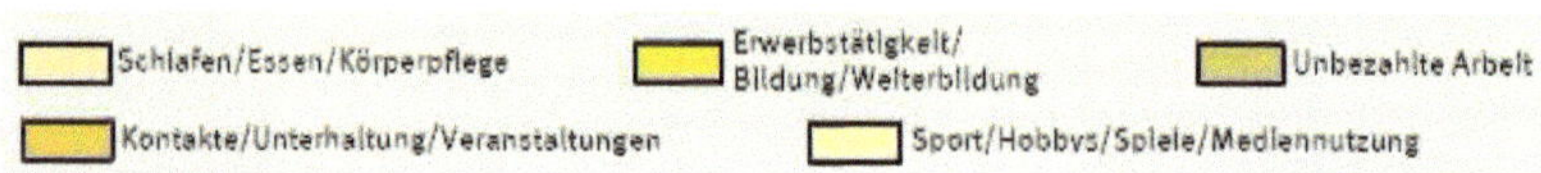

Abb. 3) Internetnutzer in Deutschland 1997 bis 2008 nach Altersgruppen (Anteil in %)

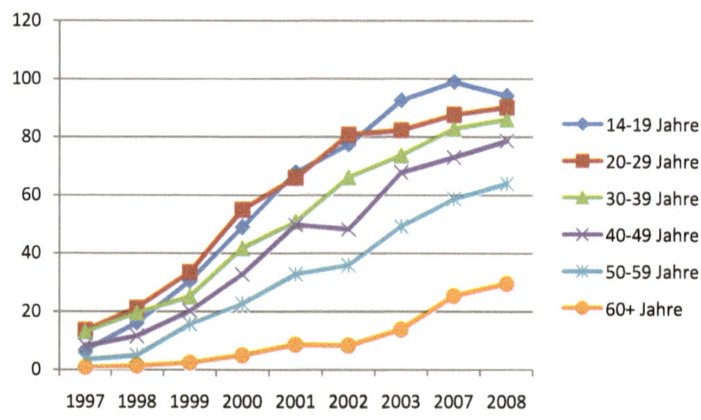

Daten-Quellen: **1997 bis 2008** Spiro 2005, **2007 und 2008** Initiative D21 e.V. 2008

Abb. 4-8) Online-Angebot für Senioren (Discounter PLUS, unter www.plus.de [10.07.2008])

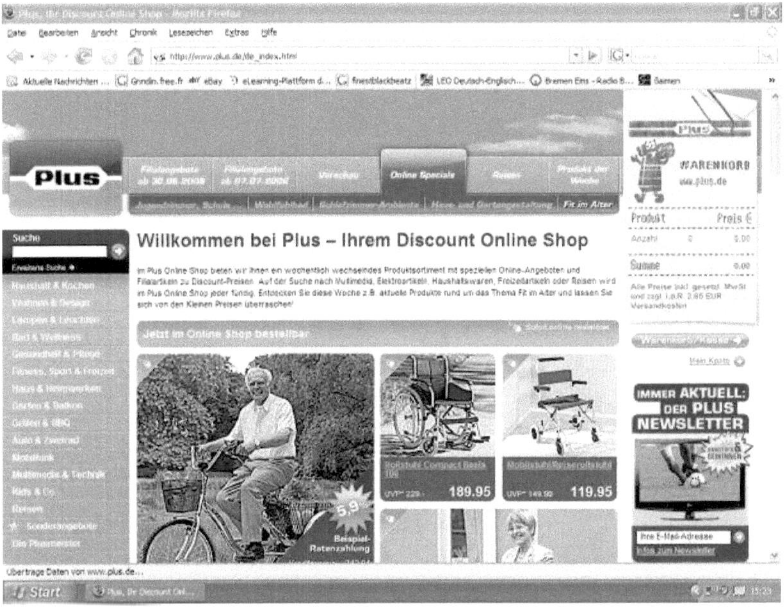

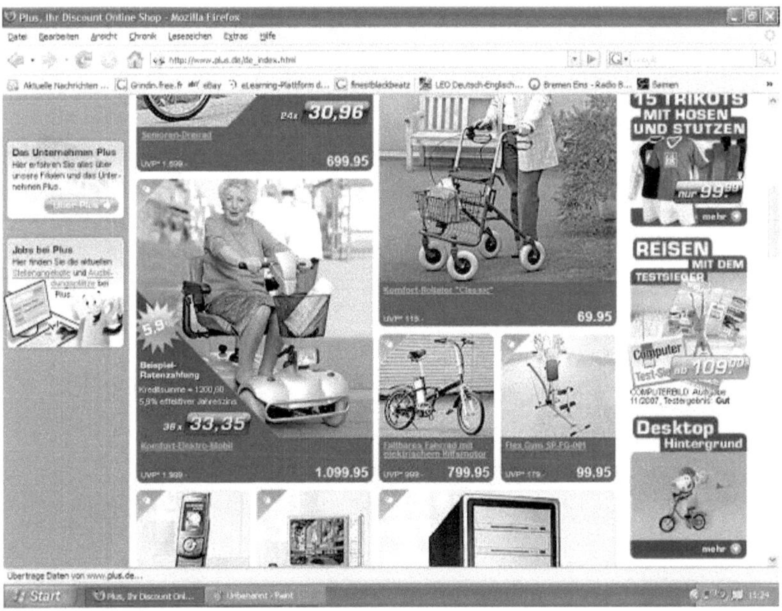

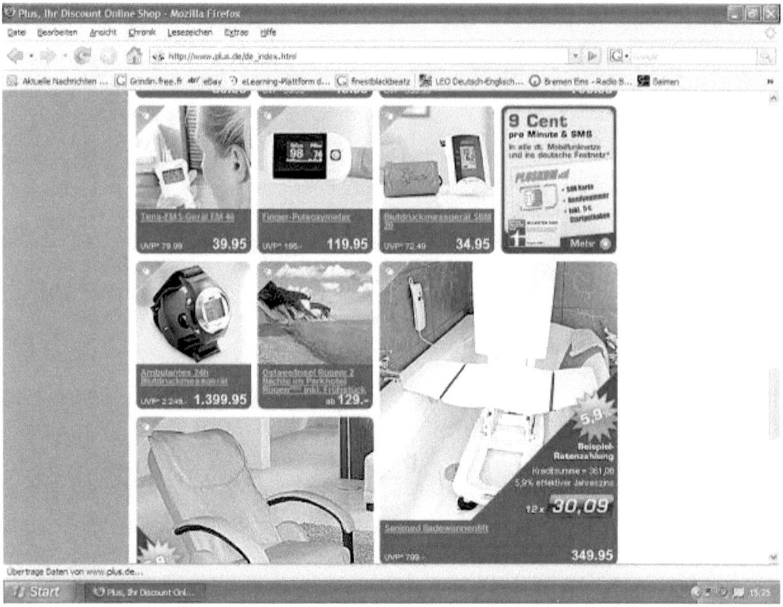
Plus, Ihr Discount Online Shop - Mozilla Firefox
9 Cent
39.95
119.95
34.95
1.399,95
129.-
30,09
349.95

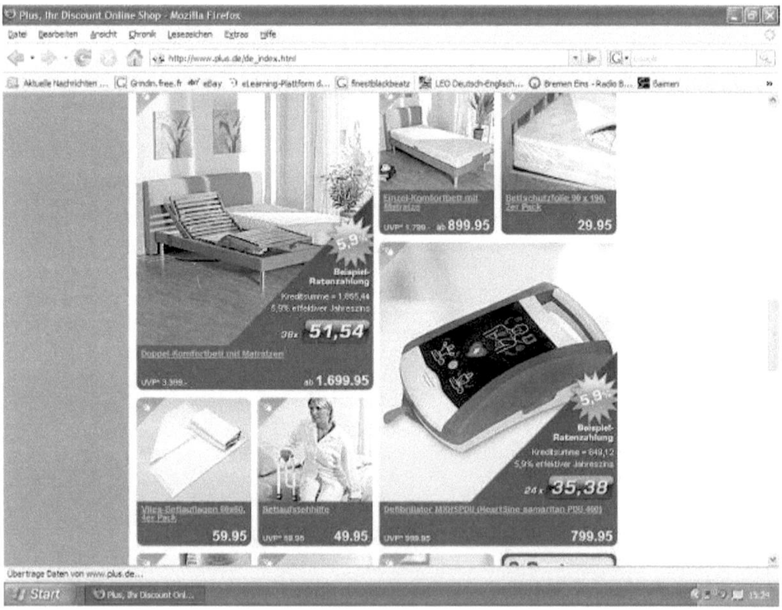
Plus, Ihr Discount Online Shop - Mozilla Firefox
899.95
29.95
51,54
1.699.95
35,38
59.95
49.95
799.95

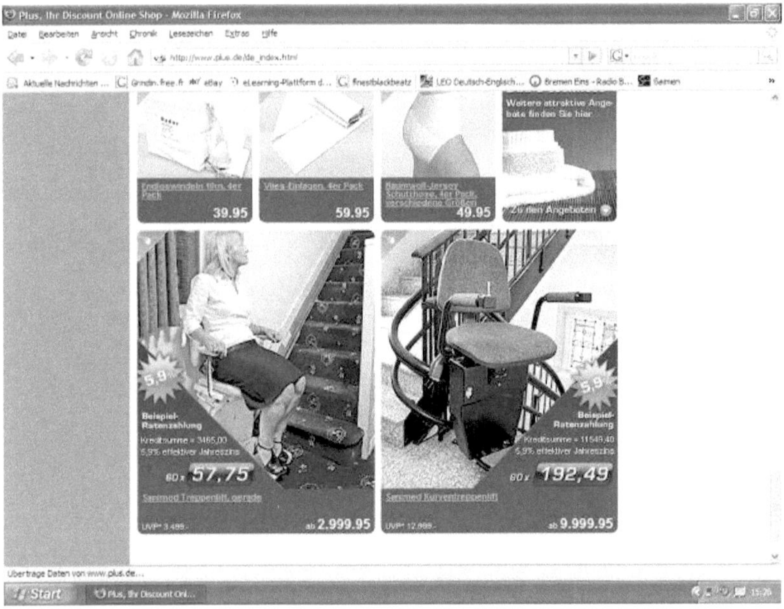

Zentrale Ergebnisse der 11. koordinierten Bevölkerungsvorausberechnung des Statistischen Bundesamtes (BfB 2007)

- Zahlen der geborenen Kinder werden aufgrund schrumpfender Mütterjahrgänge sinken
- Künftig wird es durch die hohe Anzahl der Hochbetagten (80 Jahre und ältere Menschen) mehr Sterbefälle geben
- Das Geburtendefizit wird im Jahr 2050 ungefähr viermal so hoch sein wie 2005; im Jahr 2005 sind ca. 144.000 Menschen mehr gestorben als geboren
- Langfristig können die angenommenen Wanderungszahlen die Sterbeüberschüsse nicht kompensieren (bereits heute zu erkennen)
- Rückgang der Bevölkerungszahl zwischen 10% bis 17% bis 2050
- Das Durchschnittsalter der Bevölkerung wird im Jahr 2050 ca. 50 Jahre betragen, zz. beträgt es 42 Jahre
- Deutliche Verschiebungen der Altersstrukturen

SimpLiCo: Aus der Produktbeschreibung des Herstellers

SimpLiCo: Der Computer, den jeder versteht.

Das einzigartige Computersystem SimpLiCo ist ein revolutionäres Beispiel für durchdachte Entwicklungen von Fujitsu Siemens Computers. SimpLiCo mit dem Intel® Pentium® D Prozessor 805 ist die gelungene Umsetzung der Idee, einen Computer für Neueinsteiger anzubieten. Leicht bedienbar und dennoch vielseitig nutzbar. Besonders der umfangreiche Service wird Sie begeistern. Von der Beratung zur Auswahl des richtigen Internet-Anbieters, über den Aufbau bei Ihnen zu Hause bis hin zum Anschluss des SimpLiCo an das Internet – hier genießen Sie den vollen Rundumservice.

Büro & Organisation: Termine verwalten, Finanzen kontrollieren, Briefe schreiben

Internet & E-Mail: Im Internet surfen, E-Mails versenden

Hobby & Freizeit: Fotoalben erstellen, Filme ansehen, Musik anhören, CDs und DVDs brennen

Spaß & Spiele: Kartenspiele, Brettspiele, Puzzles

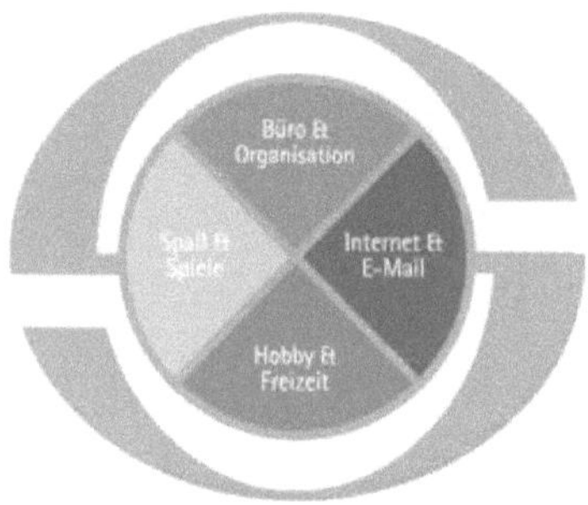

PC-Aufbau
Mit dem SimpLiCo genießen Sie einen umfassenden Service. Fujitsu-Siemens berät Sie bei der Auswahl des Internet-Anbieters, baut den SimpLiCo bei Ihnen auf Wunsch zu Hause auf und schließt ihn auch direkt ans Internet an.

Programme (Auswahl)
Aufgrund der Systemstruktur können keine Fremdprogramme auf dem SimpLiCo installiert werden. Der SimpLiCo verfügt jedoch über eine Vielzahl speziell auf das System abgestimmter Programme:

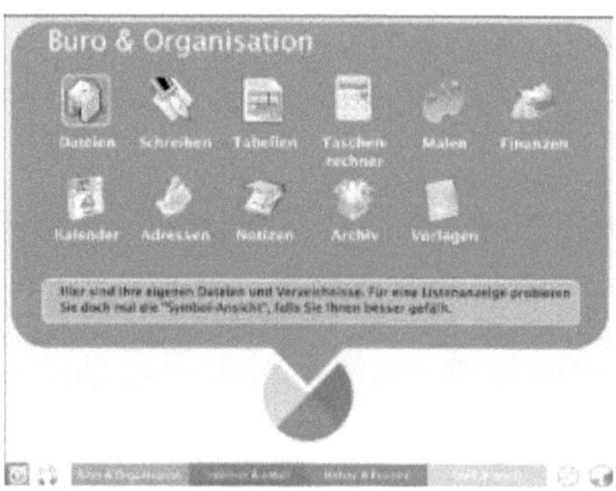

Bereich Büro und Organisation: Texte (Textverarbeitung für Briefe, Aufsätze oder Einladungen), Tabellen (Tabellenkalkulation für Zahlenberechnungen), Malen (Grafikprogramm), Taschenrechner, Kalender, Adressen (Adressverwaltung)

Bereich Internet und E-Mail: Internet, E-Mail

Bereich Hobby und

Freizeit: CD-Spieler, Video (DVD-Spieler), CD Brenner (Brennen von CDs und DVDs), Bilder & Digitalkamera

Bereich Spaß und Spiel: Diverse Brettspiele (z.B. Schach, Backgammon, Mahjongg, Vier gewinnt, Schiffe versenken etc.) und Kartenspiele (z.B. Solitär, Poker, Schafkopf, Offiziersskat, Black Jack etc.)

Sicherheit
Um unberechtigten Zugriffen via E-Mail und Internet vorzubeugen, verfügt der SimpLiCo über diverse Virenschutzprogramme. Zusätzlich liegt dem SimpLiCo eine Wiederherstellungs-CD bei, mit deren Hilfe Sie bei Bedarf den SimpLiCo wieder in seinen originalen Lieferzustand zurücksetzen können.

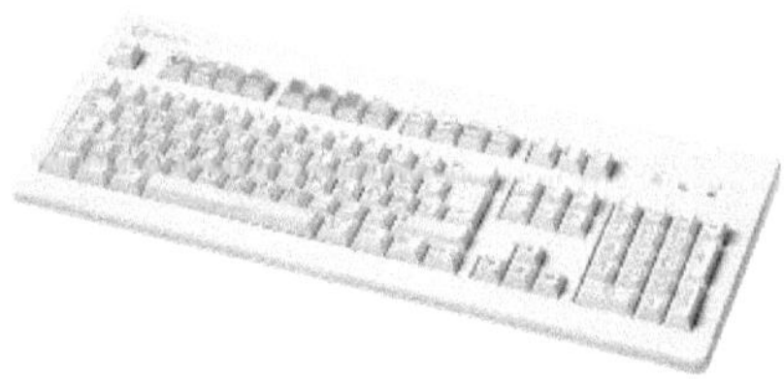

Erweiterbarkeit
An den SimpLiCo kann eine Vielzahl verschiedener externer Geräte (z.B. Digitalkamera, externe Festplatte, Drucker etc.) angeschlossen werden. Eine komplette Auflistung finden Sie unter: www.fujitsu-siemens.de/simplico.

Service
Darüber hinaus können Sie während der Garantiezeit unseren Vor Ort Reparatur-Service in Anspruch nehmen. Bei einem Defekt des Gerätes kommt ein Techniker zu Ihnen nach Hause und repariert den Rechner.